Isolde Sallatsch · Renate Niederfeld · Ursula Schoeler

Schalom, Helene Schweitzer-Bresslau & Gleichgesinnte

Ein später Hommage-Gruß an Helene Schweitzer-Bresslau

Isolde Sallatsch · Renate Niederfeld ·
Ursula Schoeler

Schalom, Helene Schweitzer-Bresslau & Gleichgesinnte

Ein später Hommage-Gruß an Helene Schweitzer-Bresslau

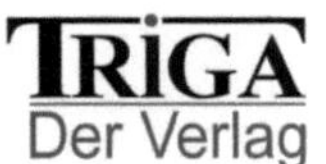

Bibliografische Information der Deutschen Nationalbibliothek
Die Deutsche Nationalbibliothek verzeichnet diese Publikation in der Deutschen Nationalbibliografie;
detaillierte bibliografische Daten sind im Internet über http://dnb.d-nb.de abrufbar.

1. Auflage 2017

Herstellung: TRIGA – Der Verlag UG (haftungsbeschränkt), GF: Christina Schmitt
Leipziger Straße 2, 63571 Gelnhausen-Roth
www.triga-der-verlag.de, E-Mail: triga@triga-der-verlag.de

Fotos: Archive Albert Schweitzer, F-68140 Gunsbach

Druck: Books on Demand GmbH, Norderstedt
Printed in Germany

ISBN 978-3-95828-104-2

Inhalt

»Das Leben der Menschheit ist, trotz aller irdischer Unvollkommenheit, gerechter und besser geworden, weil diese Frauen gewagt und gelitten haben.«

Alice Salomon (1872 bis 1948)

Teil 1

Schalom, Helene Schweitzer-Bresslau & Gleichgesinnte

Von Isolde Sallatsch

Gegen viele Widerstände erkämpften sie sich leidenschaftlich, unbeirrbar und engagiert ihren Weg, wie folgende Beispiele zeigen:

- Helene Schweitzer-Bresslau (1879 bis 1957)
- Bertha Pappenheim (1859 bis 1936), Gründerin des jüdischen Frauenbundes;
- Nelly Sachs (1891 bis 1970), Literaturnobelpreisträgerin;
- Emmy Noether (1882 bis 1935), Mathematikerin;
- Rahel Hirsch (1870 bis 1953), erste Professorin der Medizin. (1,2,3,4)

Es ist eine auserwählte Mini-Galerie von deutschen Bürgerinnen jüdischen Glaubens: Vielgestaltig, wie das Leben eben so ist. Dennoch ist diese Auswahl nicht willkürlich:

Die Lebensstufen dieser Frauen waren oft steinig. Ja, vor allem deshalb, weil sie eben Frauen waren.

Die mutigen Streiterinnen zeichneten sich dadurch aus, dass sie auf unterschiedliche Weise sehr innovativ wirkten.

Deshalb beeindrucken sie uns noch heute, immer wieder.

Schalom, liebe Freundinnen! Seien Sie mir auf das Herzlichste erinnert und gegrüßt.

Was heißt eigentlich Schalom?

Schalom ist ein allumfassender Begriff für Frieden: zwischen Mensch und Schöpfer, zwischen Mensch und

Natur und nicht zuletzt zwischen Mensch und Mitmensch.

Schalom wurzelt im Hebräischen:

»Sch-l-m« ist ein uralter Begriff und wurde ungefähr im 9. Jahrhundert unserer Zeitrechnung, mit vielen anderen Begriffen, vokalisiert. [5]

Ja, es gibt Menschen von Geist und es gibt Menschen von Leidenschaft.

Noch viel seltener gibt es Menschen von Geist und Leidenschaft des Geistes.

Ein Mensch leidenschaftlichen Geistes war Helene Bresslau.

Ohne Eigennutz gründete Helene ein Netzwerk von Freundschaften, lange ehe dieser Begriff aufkam.

Ihr Netzwerk wurde später zur Seelenachse des Urwald-Spitals.

Denn Helenes größte Lebensleistung war die Mitbegründung des Spitals in Lambarene im Jahr 1913.

Später hielt Helene immer wieder Vorträge, um das gemeinsame Lebenswerk finanziell zu unterstützen.

Der Ogowe, ein Strom? Ein ganzes Biotop!

Helene beschrieb fremde Welten und Bräuche und wie auf dem Ogowe-Fluss, der ikonischen Lebensader des Gabuns, zu reisen ist: faszinierend und abenteuerlich, wie es beispielhaft in ihrem Dia-Vortrag von 1951 zum Ausdruck kam:

»Ich möchte Ihnen heute von Land und Volk am Ogowe-Fluss erzählen, von dem Lande, wohin ich vor 38 Jahren Dr. Schweitzer begleitete, um ihm bei seinem geplanten ärztlichen Werk zu helfen, wie ich es schon durch lange Jahre hindurch bei seiner literarischen und musikalischen Tätigkeit getan hatte, dem Volk, unter dem wir zu leben wünschten, um ihm in seinem vielfachen körperlichen Elend beizustehen.

Es ist das Gebiet eines großen Stromes mit zahllosen Armen und Nebenflüssen, weiten Seen, Sümpfen und vor allem dem Urwald, der alles bedeckt in melancholischer Größe, wilder Einsamkeit und undurchdringlicher Abgeschlossenheit. (…)

Die afrikanische Sonne brennt unbarmherzig.

Die Einheimischen spüren es nicht:

Ihr unbedeckter Kopf hat in dem »fettigen Wollhaar« einen natürlichen Tropenhelm. (…)«. [6]

Helene wirklich verstehen

Ihre außergewöhnlichen Lebensstufen:

Helene kam als Tochter des deutschen Historikers jüdischen Glaubens, Harry Bresslau, und seiner Frau Caroline geborene Isay, am 25. Januar 1879 in Berlin zur Welt.

Auch Helenes Großeltern väterlicherseits und mütterlicherseits waren deutsche Juden; will heißen, deutsche Bürger jüdischen Glaubens, parallel zu deutschen Bürgern katholischen oder evangelischen Glaubens. [7,8]

Die Mutter von Helene, Frau Caroline, stammte aus einer deutschen Familie jüdischen Glaubens in der Nähe von Trier.

Interessanterweise entstanden sehr früh, zirka im 3. Jahrhundert, umfangreiche jüdische Gemeinden in und um Trier, die eine wechselvolle Geschichte erlebten.

So wird berichtet, dass Trier 1794 französisch wurde. Damit erhielten deutsche Juden volle französische Bürgerrechte.

Mit dem Sturz von Napoleon 1815 nahmen allerdings diese Phasen friedlicher Koexistenz für Juden ein jähes Ende. [9]

Übrigens: Lange vor Beginn der Entwicklung einer deutschen Sprache waren Juden in germanischen Provinzen des Römischen Reichs ansässig.

Warum?

In Folge von römischen Legionen kamen Juden sehr bald zur Ansiedlung entlang der Ströme Rhein, Mosel und Donau.

Als Beispiele seien die Städte Köln (COLONIA ARA AGRIPPINENSIS), Trier (AUGUSTA TREVERORUM) und Wien (WINDOBONA) genannt.

Zurück zur Berliner Zeit der Familie Bresslau:

Mittlerweile eskalierte in Berlin der sogenannte Antisemitismus-Streit, von 1879 bis 1881, gesteuert von Professor Heinrich von Treitschke.

In einigen Sendschreiben von Treitschke wurde auch Professor Harry Bresslau angegriffen.

Diese Auseinandersetzung gipfelte in Treitschkes Aussage: »Die Juden sind unser Unglück.« [10]

Um Juden gesellschaftlich zu diffamieren, verwendete Treitschke, den von Wilhelm Marr geprägten abwertenden Begriff »Antisemitismus«. [11]

Treitschke verhinderte auch, dass Harry Bresslau ordentlicher Professor für Geschichte in Berlin wurde.

Treitschkes Begründung war:

»Es sei falsch, den einzigen ordentlichen Lehrstuhl für mittelalterliche Geschichte, die mit der Geschichte der christlichen Kirche unzertrennlich zusammenhängt, einem Nicht-Christen anzuvertrauen.« [39]

Die insbesondere durch den Berliner Antisemitismus-Streit angefachte Diffamierungskampagne gegen deutsche Juden veranlasste die Familie Bresslau, ihre drei Kinder, Helene, Ernst und Hermann, christlich taufen zu lassen.

Es wird berichtet, dass dieser Entschluss zur christlichen Taufe der Kinder der Familie Bresslau schwergefallen ist.

Einer getauften Verwandten gab Harry Bresslau den aufmunternden Trost: Verhalte dich wie eine Christin, aber im Innern bleibe Jüdin!

Warum wohl?

Weil Bibelleser die Worte des großen jüdischen Rabbi, Jesus von Nazareth, »das Heil kommt von den Juden« (Joh. 4,22), ganz besonders schätzen.

Zurück zur christlichen Taufe von Juden:

Die christliche Taufe war bekannt als »das Entré-Billet

zur europäischen Gesellschaft«, wie Heinrich Heine es »elegant und kritisch« formulierte. [12]

Helenes Vater war ein sehr bekannter Historiker, sein ersehntes Ziel blieb dennoch, für die Gleichberechtigung der Juden in Deutschland einzutreten.

Als einer der Pioniere der urkundlichen Erforschung des deutschen Mittelalters und stetiger Mitarbeiter der »Monumenta Germaniae Historica«, glaubte Harry Bresslau, er würde stets als guter Deutscher angesehen werden.

Im Jahr 1890, Helene war 11 Jahre alt, erfolgte der Umzug der Familie nach Straßburg, einer Stadt, die damals als relativ judenfreundlich galt.

Grund:

Harry Bresslau wurde dort endlich ordentlicher Professor für Geschichte an der Straßburger Universität.

Helenes Straßburger Zeit

»... eine Freundschaft, die mir eine ganz neue Welt öffnete« (...). [13]

Helene gehörte zum aktiven Freundeskreis von Elly Knapp, der späteren Gattin des Bundespräsidenten Theodor Heuss.

Helene und Elly kannten sich aus der Straßburger Lindnerschen Privatschule.

Ursprünglich wurde Helene Bresslau, wie ihre Schulfreundin Elly Knapp, Lehrerin.

Helene bestand mit 18 Jahren ihre Prüfungen im Lehrerinnen-Seminar.

1898 begegnete Helene erstmals Albert Schweitzer bei einer Hochzeitsgesellschaft.

Ein längerer Italien-Aufenthalt (1899/1900) mit ihren Eltern begeisterte sie für Malerei. Deshalb begann Helene ein Studium der Kunstgeschichte bei ihrer Rückkehr nach Straßburg. [8/3]

Übrigens: Straßburg gehörte zu den ersten Universitäten in Deutschland, die Frauen zum Studium zuließen.

Die Freundschaft mit Elly Knapp, die den Straßburger Radelclub mitbegründete, eröffnete Helene eine neue Welt.

Übrigens war auch Albert Schweitzer von Ausflügen mit den »fliegenden Teppichen« begeistert, wie man die Velos, die Fahrräder, liebevoll nannte:

Für die damalige Zeit war das Fahrrad ein Novum. [13, 14]

Aber es wurde nicht nur geradelt.

Im gastlichen Haus von Professor Knapp, Vater von Elly, wurde in ihrem Freundeskreis auch über aktuelle Fragen zu sozialen und schöngeistigen Themen debattiert.

Die Kameradschaft zwischen Albert und Helene wuchs stetig und unauslöschlich in ihren Herzen.

Diese Liebes-Allianz ist ganz speziell im Briefwechsel zwischen 1902 bis 1912 niedergeschrieben. [15]

Besonders im Zeitalter der elektronischen Medien, sind diese Briefe zwischen Helene und Albert als zeitgeschichtliche Dokumente von großem Wert.

Ja, diese Briefe zwischen den Theologen, Organisten und Philosophen Albert und Helene, gaben vor allem in bewegender Offenheit den Blick frei: Auf Herz und Kopf einer gebürtigen Jüdin, einer notgetauften Christin und der späteren Mitarbeiterin am medizinischen Werk in Lambarene.

Wie viele Stunden mögen es gewesen sein, die Helene ihrem Freund Albert Schweitzer schenkte?

Grammatik und Stil der Texte seiner nächsten Predigt, seiner handgeschriebenen Manuskripte oder gedruckten Korrekturbögen wurden von Helene höchst talentiert redigiert.

Im Jahr 1902 nahm Helene eine Stelle als Lehrerin in England an.

Der Kontakt mit einer Russin in dieser Zeit weckte in ihr das Interesse für soziale Fragen.

Helene fuhr in die Slums von East London, und sah, wie Menschen dahin vegetierten und kümmerte sich besonders um Waisenkinder.

Eben dadurch wurde Helene auf soziale Zustände aufmerksam, die sie hautnah erlebte.

Im Jahr 1903 kehrte Helene nach Straßburg zurück und wurde ehrenamtliche Waisenpflegerin. [8/4]

1904 entschließt sich Helene, bei den evangelischen Diakonissinnen in Stettin einen Kurs in Krankenpflege zu absolvieren, um anschließend als hauptamtliche Waiseninspektorin in Straßburg tätig zu werden.

Helenes Tätigkeit als Krankenschwester hatte Albert nämlich erstmals mit der Welt der Kranken in nahe Verbindung gebracht.

Ein weiser Entschluss von Helene.

Helene und Albert sind von starker Leidenschaft ergriffen: Dem Bedürfnis, Menschen zu helfen.

In abendlichen Gesprächen, auf Spaziergängen und Radausflügen, erzählte Helene ausführlich von ihrer Arbeit im Spital, von Schmerz und Linderung, von Heilung und Tod.

Was könnte ein guter Arzt alles an echter Hilfe vollbringen?

Das war ein treffsicherer Impuls für ihren Freund Albert.

Ja, von Helene ging indirekt der Initialfunke aus, dass sie durch ihren jüngsten Beruf als Krankenschwester zur Entscheidung der künftigen Tätigkeit von Albert als Arzt beigetragen hat.

Helene war die Einzige, die sofort verstand, weshalb Albert Schweitzer auf die sich ihm öffnende glänzende Universitäts-Karriere in Straßburg verzichtete und als Arzt in Afrika wirken wollte.

Von 1905 bis 1911 studierte Albert Medizin in Straßburg.

Dieses Studium beendete Albert mit der medizinischen Dissertation »Die psychiatrische Beurteilung Jesu«. [16]

Diverse Praktika sowie Kurse in Tropenmedizin folgten.

Zurück zu Helene.

Ja, ihre liebevolle, aufopfernde Arbeit als hauptamtliche Waiseninspektorin war erfolgreich:

Die Säuglingssterblichkeit in Straßburg reduzierte sich in ihrer Dienstzeit (1905 bis 1909) beachtlich.

Bis zu 8000 Hausbesuche musste Helene mit ihren drei Kolleginnen jährlich durchführen.

Eine Aufgabe, die viel Sensibilität und diplomatisches Geschick erforderte.

Auch in der Fortbildung der ehrenamtlichen Armenpfleger engagierte sich die junge Frau.

Regelmäßig hielt Helene Vorträge über spezielle Probleme bei der Betreuung der bevormundeten Kinder oder über die Organisation des Armenwesens in Deutschland. [8/5]

Eine weitere grandiose Leistung für die damalige Zeit:

Helene gründete mit viel Mühe und mit Spenden ein Heim für ledige Mütter in Straßburg.

Sie setzte sich, mit einer Freundin Helene Dominicus, über alle Konventionen hinweg und begründete es mit der sozialen Verpflichtung:

»Sich der Mütter anzunehmen und ihnen in der Möglichkeit, längerem Zusammensein mit dem Kinde den sittlichen Halt der erwachenden und erstarkenden Mutterliebe zu geben.« [8/6]

Damit zeigte Helene den Geist und das Milieu, woher sie kam: Aus einer jüdischen Familie.

Denn:

»Gute Werke und Hilfe für die Notleidenden … zählen zu den ethischen Grundlagen der jüdischen Tradition.« [17]

Es wird berichtet, dass Helene in den vier Jahren ihrer Tätigkeit das Straßburger Armenpflegesystem zum fortschrittlichsten Sozialsystem weit und breit entwickelt hat. [8/6]

Helene Bresslau gab im Frühjahr 1909 ihre Stelle als Waiseninspektorin der Stadt Straßburg auf.

Helenes Beziehungen zum Bürgerhospital Frankfurt am Main

Im Sommer 1910 bereiste Helene Finnland und Russland. Und Lambarene rückte immer näher.

Im September 1910 begann sie im Frankfurter Bürgerhospital ihre Ausbildung zur Krankenschwester.

Ein Gedicht von Emil Claar, jüdischer Schriftsteller, anlässlich eines Wohltätigkeitskonzerts für das Bürgerhospital war bereits ein Motto von Helene gewesen:

»(...) In Menschenwohltat walte es in Kraft,
ein Ehrenmal für Frankfurts Bürgerschaft!« [18]

Bereits ab 1902 wurden im Frankfurter Bürgerhospital durch den Evangelischen Diakonieverein Berlin-Zehlendorf Pflegerinnen ausgebildet.

Welch eine Leistung in jenen Tagen!

1908 wurde die Pflegerinnenschule des Bürgerhospitals in ein staatlich anerkanntes Diakonieseminar umgewandelt.

Im Rahmen eines einjährigen Lehrgangs war es möglich, den Beruf der Krankenschwester zu erlernen: Die Hospitalärzte übernahmen den theoretischen und die Stationsschwestern den praktischen Teil der Ausbildung.

»Helene Bresslau durchlitt im Frankfurter Bürgerhospital zwölf schwere Monate: wegen Heimweh, wegen langer Arbeitszeit von ca. täglich 14 Stunden und wegen des strengen Regimentes der Oberin.« [18]

Im Jahr 1911 bestand Helene dort mit einer Durchschnittsnote von 1,5 die staatliche Prüfung als Krankenschwester.

Mit dem sehr guten Prüfungsdokument, aber leider inzwischen erkrankt an Tuberkulose, kehrte Helene von Frankfurt am Main nach Straßburg zurück.

Am 18. Juni 1912 heirateten Helene und Albert in Günsbach im Elsass.

An eine Hochzeitsreise war nicht zu denken.

Denn die Vorbereitungen für den gemeinsamen Lebensweg nach Lambarene liefen auf Hochtouren.

In der Straßburger Speichergasse Nr. 2 packte auch Helene mit ihren geschickten Händen an:

Sie schrieb Zoll-Listen, sortierte, legte zusammen, wickelte ein und verpackte die unentbehrlichen Utensilien für ihren medizinischen Alltag und den Haushalt.

Und Albert?

Er hämmerte, beschriftete die Kisten mit »A. S. B.« und mit Nummern.

Die Signatur »A. S. B.« ist das Kürzel für Albert Schweitzer-Bresslau.

Im März 1913 war es dann so weit.

Das Dampfschiff »Europa« fuhr der Westküste Afrikas entlang.

Mit an Bord 70 Holzkisten für ihr zukünftiges Leben in Lambarene.

Und an der Reling des Schiffes lehnte das Ehepaar Helene und Albert Schweitzer erwartungsvoll. [19]

Von ihrer Enkelin, Frau Monique Egli, erfahren wir, dass die erste Bauphase des Hospitals in Lambarene von 1913 bis 1917, die glücklichste Zeit ihrer Großmutter war. [8/7]

Jüdische Schicksalsereignisse für Helenes Familie

Ihr Vater, ehemaliger Rektor der Straßburger Universität, erhielt den Befehl, unverzüglich Straßburg zu verlassen.

Ein Schock: Helenes Eltern wurden zu Fuß und mit Gepäck, am 1. Dezember 1918, unter Hohnrufen von Nicht-Juden über die Kehler Brücke, getrieben. [20/253]

Der einzige Lichtblick in dieser traurigen Zeit war die Geburt der Tochter Rhena des Ehepaares Schweitzer am 14. Januar 1919 in Straßburg.

Ein schmerzliches Ereignis ereilte Helene und ihre Familie ferner:

Harry Bresslau, Helenes Vater, verstarb 1926 in Heidelberg und wurde dort beerdigt.

Entsetzlich war für Helene die Nachricht, dass die sterblichen Überreste des »Juden Harry Bresslau« aus dem Heidelberger Friedhof auf einen Totenacker für Andersrassige überführt wurden. [20/253]

Welch eine Tragödie!

Transit: Vom Ankommen und Weggehen

Bereits während der Europa-Aufenthalte des Ehepaares Schweitzers und wegen der fragilen Gesundheit von Helene wurde ein gemeinsames Zuhause geplant.

Es wurde dort errichtet, wo Helene in jungen Jahren bereits Genesung fand:

Im Höhenluftkurort Königsfeld im Schwarzwald. [21]

Für Helene und ihrer Tochter Rhena wurde dieses Eigenheim zur Heimat.

In den Balken über der Haustür ritzte Helene den Spruch ein:

»Albert Schweitzer /1923/ Helene Bresslau
Dies Haus ist mein –
und doch nicht mein,
wer nach mir kommt –
bleibt auch nicht drein,
denn wir haben hier
keine bleibende Statt,
doch die zukünftige suchen wir,
Eure Lindigkeit lasset kund sein
allen Menschen.«

Das war ein Zeugnis Helenes biblischer Frömmigkeit. [14/81]

Mitte April 1930 erkrankte Helene und musste Lambarene verlassen. [8/13,14 f.]

Sie wurde wegen Tuberkulose von einem jüdischen Arzt behandelt.

Unter anderem half eine strenge Obstkost und Gemüsediät.

Schließlich wurde Helene relativ gesund entlassen.

Allerdings erlitt Helene 1932 erneut einen Rückfall.

Ein Aufenthalt im Berliner Krankenhaus war notwendig.

Wenige Monate nach der Machtübernahme Hitlers im Frühjahr 1933 wurde der jüdische Chefarzt der Klinik, Dr. Max Geshon, entlassen.

Helene verließ sofort das Berliner Urban Krankenhaus, während ihr Mann wieder nach Lambarene aufbrach. [22]

Ab 1933 erfolgte die massive Verfolgung der Juden:

Errichtung des ersten Konzentrationslagers in Dachau, Boykott aller nicht arischen Geschäfte, sowie die öffentliche Verbrennung von Büchern, vor allem jüdischer Autoren, und die Einführung der Arierparagraphen (Rassengesetze). [23]

Die Rassengesetze von 1935 entrechteten deutsche Juden massiv. [24]

Dieses Unrecht grenzte deutsche Juden, Jüdinnen und sogar ihre Kinder aus dem öffentlichen und gesellschaftlichen Leben aus.

Diese Tatsache der Rassengesetze hatte für Helenes Bruder Ernst, trotz christlicher Taufe, schlimme Folgen: Ernst musste nach Brasilien fliehen.

Und Helene?

Dank vieler Freunde reiste Helene mit ihrer Tochter Rhena 1937 zu einer siebenwöchigen Vortragsreise nach USA, und das mit Erfolg. [8/14]

Und in Deutschland tobte die nationalistische Sintflut: Die Zerstörung der jüdischen Synagogen am 9. November und 10. November 1938, die spöttisch den Namen Kristallnacht trägt.

Mit Kriegsbeginn 1939 erreichte die antijüdische Hetze einen unmenschlichen Höhepunkt. [24]

Das war ein Alarmsignal für Helene.

Zwischen Nazi-Hölle und Rettungsanker Lambarene, eine lebensrettende und abenteuerliche Fahrt

Helene fühlte sich nicht mehr sicher in Deutschland, obwohl sie Inhaberin eines französischen Passes war.

Bei Kriegsbeginn, im Herbst 1939, ist Helene bei ihrer Tochter Rhena und ihrem Schwiegersohn in Paris.

Als sich die deutschen Truppen Paris näherten, floh Helene, mit Rhena sowie Schwiegersohn und der kleinen Enkelin Monique, nach Bordeaux.

Als diese Stadt ebenfalls von deutschen Truppen besetzt wurde, mussten sie wiederum die Flucht ergreifen, und fanden schließlich eine Unterkunft in der Nähe von Vichy. (Frankreich)

Lassen wir Helene sprechen:

»Aber so traurig auch das Leben im Exil ist, vergessen wir nicht einen Augenblick, wie privilegiert wir im Vergleich zu anderen sind, die sehr viel unglücklicher sind.« [8/15]

Durch die Genfer Rote-Kreuz-Gesellschaft gelang es Helene auf vielerlei Umwegen, mit großer Anstrengung und Mühe, legal Frankreich zu verlassen.

Im Juni 1941, so schreibt ihre Enkelin Monique Egli, bekam Helene, eine Stunde vor Abfahrt des Schiffes in Lissabon, das letzte Visum, auch dank der Hilfe von Verwandten und Freunden. [8/15]

»Als Grund für meine Reise führte ich an, dass ich die älteste der Pflegerinnen in Lambarene wäre und mich dort nützlich machen könnte ...«, so lautet es in Helenes Brief vom 24. März 1945. [25]

Im August 1941 traf Helene überglücklich in Lambarene ein und half mit Rat und Tat, z.B. bei der täglichen Lebensmittelbeschaffung.

Ohne Gärtnern bleibt der Teller leer
Oder fünf Minuten Chemie der Natur

Auch im Spital drehte sich alles um Lebensmittel. Zur Linderung des plötzlich auftretenden Mangels an Obst, (z. B. Mangos oder Ananas) und Gemüse, wurde im Laufe der Zeit Urwald-Boden mühsam und mit viel Schweiß bearbeitet: Insbesondere musste der heterogene Unterwuchs beseitigt werden, der durch das Blätterdach der alten Bäume und der wechselnden Lichtverhältnisse sich als störend erwies. Und noch ein auffallender Störfaktor des natürlichen Recycling ist erwähnenswert: Verwesende Baumstämme erschwerten das Bearbeiten des Mutterbodens ganz besonders.

Ja, es war Kärrnerarbeit, bis braun-schwarze, feuchte Erdflocken durch die Finger rieseln konnten.

Übrigens schrieb Frau Doktor, als Gärtnerin, bereits am 10. Januar 1930 aus Lambarene:

»In der Pflanzung, die ja noch zu jung ist, um rechten Ertrag zu liefern, ist man von dem Gedanken ausgegangen, den Gefahren der ständig drohenden Hungersnöte dadurch entgegenzuarbeiten, dass man die Früchte des Landes bevorzugt, die als Zugabe zum importierten Reis dessen Bekömmlichkeit steigern.« [26]

Die Früchte in Helenes Garten wuchsen nur in der trockenen Jahreszeit unter unsäglicher Mühe.

So war z. B. die Tomatenernte recht gut. Die jungen Tomatenpflanzen mussten allerdings vor der Mittagssonne mit Matten geschützt werden.

Und das andere Wetterextrem: Niederprasselnde Regengüsse.

Weil in dieser Zeit die Krume weggeschwemmt wird, musste auch Erde in den Gemüse- und Obstgarten getragen werden.

Das Menü wurde im Hospital je nach vorhandenem Gemüse oder Obst serviert.

Allerdings waren Kartoffel im Speisezettel des Hospitals selten auffindbar.

Warum?

In der warmen feuchten Luft geht das Wachstum der Kartoffelstauden zu rasch voran. Knollen können sich also nicht bilden.

Ist das Gärtnern auch mit der Bibel verknüpft?

Ja, natürlich.

Helene dachte und arbeitete ganz im Sinne der hebräischen Bibel.

Frau Prof. Dr. Ruth Lapide lehrt: »Entfalten, Gestalten und Verwalten sollen wir diese Erde. Für wen? Für den Schöpfer und dem Inhaber: GOTT.«

Und nicht für irgendeinen Menschen.

Hier irrte Martin Luther in seiner Bibel-Übersetzung: »Macht euch die Erde untertan und regieret sie.«

Das Letztere ist übrigens eine von mehreren Fehlübersetzungen Luthers.

Seine Aussagen führten oft zu Missdeutungen, da Martin Luther der hebräischen Sprache nicht mächtig war.

In Martin Luthers Tischreden ist zu lesen:

»Wenn ich noch einmal jünger wär, würde ich die ebräische Sprach lernen – denn ohne sie kann man die Bibel nimmermehr recht verstahn.

Denn das Neue Testament, ob's wohl griechisch geschrieben ist, doch ist es voll von ›ebraismis‹ und ›ebräischer‹ Art zu schreiben.

Darum haben sie recht gehabt:

Die Ebräer trinken aus der Bornquelle; die Griechen aber aus den Wässerlin, die aus der Bornquelle fließen; die Lateinischen aber aus den Pfützen.« [27]

Und nun zurück zum Boden und zu Pflanzen:

Der Boden, die dünne Haut der Erde, ist unendlich kostbar.

Warum?

Es ist ein wunderbarer Mikro-Kosmos voller Leben.

Wenn wir vom Boden sprechen, dann meinen wir die 15 Zentimeter bis 30 Zentimeter oberste Schicht der Erdkruste.

Diese sind z.B. durch Humusanteile dunkel gefärbt.

Natürlich ist Boden nicht gleich Boden.

Es gibt also eine Reihe von Bodentypen.

Allen ist aber eins gemeinsam:

Die biologische Aktivität von Böden ist ein wichtiges Kriterium für die Bodenfruchtbarkeit. [29]

Es leben wesentlich mehr Organismen in als auf dem Boden: In einer Handvoll Erde stecken zirka vier Millionen Mikroorganismen, die zum Nulltarif für Menschen und Tiere arbeiten.

Im Boden wimmelt es also nur so von Leben, auch Edaphon genannt: z. B. Viren, Bakterien, Regenwürmer, Schnecken und vieles mehr.

Fällt also ein abgestorbenes Blatt zu Boden, so wird es von Bodenorganismen gefressen, d.h. zunächst zerkleinert und verdaut.

Bis ein Blatt vollständig in Humus umgewandelt worden ist, wird es mehrfach gefressen und damit ausgeschieden.

Das Ergebnis:

Diese Ausscheidungsprodukte sind Humus in den oberen Bodenschichten.

Dieser Langzeit-Prozess, bei dem hochpolymere, dunkel gefärbte Huminstoffe entstehen, wird als Humifizierung bezeichnet.

Um allerdings zu ernten, ist der beeindruckende Naturvorgang Fotosynthese eine Voraussetzung.

Vereinfacht dargestellt heißt es:

Aus Kohlenstoffdioxid und Wasser entstehen mit Hilfe von Sonnenlicht Traubenzucker (= Glukose) und der lebensnotwendige Sauerstoff.

Weiterhin sind dafür unverzichtbar: Blattgrün (= Chlorophyll) und Enzyme (sogenannte Biokatalysatoren).

In zahlreichen Folgereaktionen werden rund um die Uhr weitere Bausteine, wie z. B. Vitamine, Fette, Aminosäuren oder Eiweiße, Stärke oder Zellulose gebildet, eben die essentiellen Säulen unserer täglichen Ernährung. [29]

Wasser und Mineralstoffe oder Ionen, eingehüllt im Wassermantel, komplettieren diesen Verbund.

Allerdings reicht das alles für das Wachstum von Pflanzen noch nicht ganz aus: Der sogenannte Anker-Effekt muss wirksam sein.

Es handelt sich um die absolut notwendige Brücke zwischen Samen und Boden.

Ja, es ist eine Tatsache: Nur fein verästelte Wurzeln bilden die Transportstraßen für die zahlreichen Bestandteile unserer Lebensmittel.

Ein solches Wurzelwerk wirkt also wie ein Anker, der das Leben der kleinen und großen Pflanzen absichert, insbesondere dann, wenn während der Trockenperiode das Wasser in den Hohlräumen des Bodens knapp wird. [30]

Zurück zu Helenes Schicksal:

Niemals darf Gras über Holocaust (Schoa)-Gedenken wachsen

In Deutschland kam nach Helenes geglückter Flucht nach Lambarene im Jahr 1941 alles noch viel schlimmer.

Ein Grauen, das die Grenzen des Vorstellbaren sprengte:

Deutsche Bürger jüdischen Glaubens, die bis dahin nicht emigriert waren, wurden deportiert und brutal vernichtet.

»Darüber zu sprechen, ist unmöglich, darüber zu schweigen, verboten«, kommentierte Elie Wiesel. [31]

Wie konnte das Morden von sechs Millionen Juden in Deutschland geschehen?

Frau Bonhoeffer (eine Schwester der beiden hingerichteten Bonhoeffer-Brüder) gibt darauf eine ebenso einfache wie unbequeme Antwort:

»… dass Auschwitz in einem Kulturvolk möglich war, das zu 95 Prozent aus getauften Christen bestand, sollte uns aufrütteln und zur Umkehr bewegen.« [32]

Übrigens, Helenes langjährige Freundin Elly Heuss-Knapp, die spätere erste First Lady der Bundesrepublik Deutschland, veröffentlichte 1946 u. a. eine Publikation mit dem Titel: »Schmale Wege«.

»Das furchtbare Geschehen in der »braunen Zeit« in 17 »kleinen Nebenschicksalen« gespiegelt, den »schmalen Wegen« eben, wollen Aufklärung und Orientierung geben. [33]

Die geistige Heimat Helenes

Im September 1946 kehrte Helene allein nach Königsfeld zurück. Nach fünfjährigem Aufenthalt in Lambarene an der Seite ihres Mannes.

Helene wirkte als guter Geist im Team des Urwaldspitals in Lambarene, wo sie ihre geliebte Arbeit, vor allem für kranke Afrikaner der Stämme Galoa und Fang, verrichten konnte.

Es war Helene immer wieder bewusst:

Der beste Weg in der jüdischen Sinai-Tradition war und bleibt eben die Nächstenliebe.

Umso mehr ist Helenes Fremdenliebe zu den afrikanischen Stämmen zu würdigen.

So waren die Zehn Gebote der Bibel der Kompass für Helenes Lebensleistung.

Ja, die Bibel, war und ist ein Sammelband von Gotteserfahrungen und Dialogen zwischen Juden.

»Und die Bibel ist ein bemerkenswert menschliches Buch, in dem alle Höhen und Tiefen des Menschseins durchscheinen.« [34]

Dieses Buch des Glaubens ist auch die Brücke zur geistigen Heimat Helenes: dem Judentum.

Warum?

Die Antwort ist schlicht und einfach:

»Es gibt keine anderen Religionen auf der Erde, die so nah miteinander verwandt sind, wie das Judentum und das Christentum. Wobei Jesus von Nazareth, der Heiland der Christen, zeit seines Lebens der anderen Religion, dem Judentum, angehört hat.« [27/20]

Ja, es ist eine Tatsache:

Ein Christ kann noch immer seine Bibel nicht aufschlagen, ohne Seite für Seite dem Judentum zu begegnen. [35]

So blieb Israel, das Land der Bibel, für Helene, das Land der Sehnsucht.

Die Israelische Nationalhymne (»Hatikvah«) bestätigt das:

»Solange im Herzen drinnen ein jüdisches Fühlen noch taut, solang gen Ost zu den Zinnen von Zion ein Auge noch schaut (...).« [36]

Es wird berichtet, dass es in der langen Geschichte der Menschheit nur ein Volk gibt, das nach zirka 1000 Jahren nationaler Unabhängigkeit und nach ungefähr 2000 Jahren bitteren Exils in seine alte Heimat zurückkehrte und dort einen modernen Staat errichtete: Dieses Volk ist Israel. [37]

Die Proklamation des jüdischen Staates Israel erfolgte am 14. Mai 1948, vor Beginn des Sabbats, um 18 Uhr, durch David Ben Gurion. [38]

Damit wurde auch ein langgehegter Wunsch von Theodor Herzl (1860 bis 1904) verwirklicht:

»Wir sind ein Volk, ein Volk.« [39/14]

Epilog

Möge diese Schrift recht bald eine posthume Ehrung für Helene Schweitzer-Bresslau, die aufopferungsvolle Mitbegründerin des Urwald-Hospitals in Lambarene, im Jahr 1913, initiieren.

Möge diese Schrift einen Beitrag leisten, zu weiteren Entwicklung des über 100 Jahre bestehenden Lebenswerkes von Helene und Albert in Lambarene.

Möge diese Schrift zu einem vertieften Dialog zwischen Juden und Christen anregen.

Als gute Basis für dieses Miteinander sind fünf Dialog-Tugenden zu empfehlen:

1. Konfliktfähigkeit,
2. Dialogbereitschaft,
3. Kompromisswille,
4. Einfühlsamkeit und
5. Geduld. [35/238]

Möge diese Schrift zu einem tieferen Verständnis mit Israel und wärmerer Sympathie zwischen Juden und Christen beitragen.

So äußerte der Botschafter des Staates Israel in Berlin, Yakov Hadas-Handelsmann, am 15. September 2016:

»Dass es im 21. Jahrhundert in der Welt noch Antisemitismus gibt, ist eine Schande. Dass es in Europa Antisemitismus gibt, ist eine noch größere Schande. Und dass er in Deutschland existiert, ist die größte Schande.« [41]

Teil 2

Helene Schweitzer-Bresslaus soziale Arbeit in und für Lambarene

von Renate Niederfeld

Eine tiefe Seelenverwandtschaft verbindet den protestantischen, elsässischen Theologen und Organisten Albert Schweitzer und die kluge jüdische Professorentochter Helene Bresslau.

Fest in ihrem Glauben verwurzelt fühlen beide, dass sie ihr Leben in den Dienst der Armen und Hilfsbedürftigen stellen müssen.

Dieses Gefühl der sozialen Verantwortung wächst während ihrer 1902 beginnenden zehnjährigen Freundschaft so stark, dass sie dadurch den Grundstein für das heute noch weltbekannte Urwaldhospital in Lambarene legen. [43]

Während Albert Schweitzer neben seiner Hochschultätigkeit, seinem Predigt-Amt und seiner Organistentätigkeit in Straßburg Medizin studiert, um als Missionsarzt nach Französisch Äquatorial-Afrika zu gehen, lässt sich Helene, die bereits als Privatlehrerin in England tätig war, Russland bereiste, als Waisenhausinspektorin in Straßburg arbeitet und die Gründung eines Säuglingsheims für ledige Mütter bewirkt hat, in Frankfurt am Main zur Krankenschwester ausbilden, um zusammen mit Albert in Afrika ein Spital aufbauen zu können.

Im Jahre 1912 heiraten Albert Schweitzer und Helene Bresslau.

Gemeinsam treffen sie die komplizierten, umfangreichen Vorbereitungen für ihr abenteuerliches Vorhaben im nahe am Äquator gelegene Lambarene. [42/15 ff.]

Am 16. April 1913 beginnt das Ehepaar Schweitzer-Bresslau unter unvorstellbaren, schwierigen Bedingungen die Gründungsarbeit für das heute noch existierende Urwaldhospital.

Helene und ihr Mann sind ein eingespieltes Team.

Sie leisten in dem ungesunden und feuchten Tropenklima Schwerstarbeit.

Der alltägliche Tagesablauf gestaltet sich durch die fehlende Infrastruktur besonders kompliziert.

Die plötzlich einsetzenden Tornadoregen zwingen immer wieder zu Arbeitsunterbrechungen.

Der abrupte Übergang vom Tag zur dunklen Nacht setzt eine konsequente Arbeitsplanung voraus.

Die Mentalität der Afrikaner, vom Aberglauben geprägt, und ihre verschiedenen Stammesdialekte belasten zusätzlich ihre Arbeit.

Die Führung des afrikanischen Haushalts ist äußerst schwierig. Ihr Wohnhaus ist spartanisch eingerichtet, ohne jeglichen Komfort. Die tägliche Kost ist wenig abwechslungsreich.

Sehr schnell erkennt Helene, dass sie nur bei einem strukturierten Tagesablauf ihrer Sache Herr werden kann:

Des Morgens kümmert sich Helene um den medizinischen Bereich.

In Ermangelung eines Operationsraums operiert Albert Schweitzer bei sengender Sonne unter freiem Himmel. Helene übernimmt dabei die Narkose und reicht die Instrumente an.

Nach dem Operieren erledigt Helene das Reinigen und

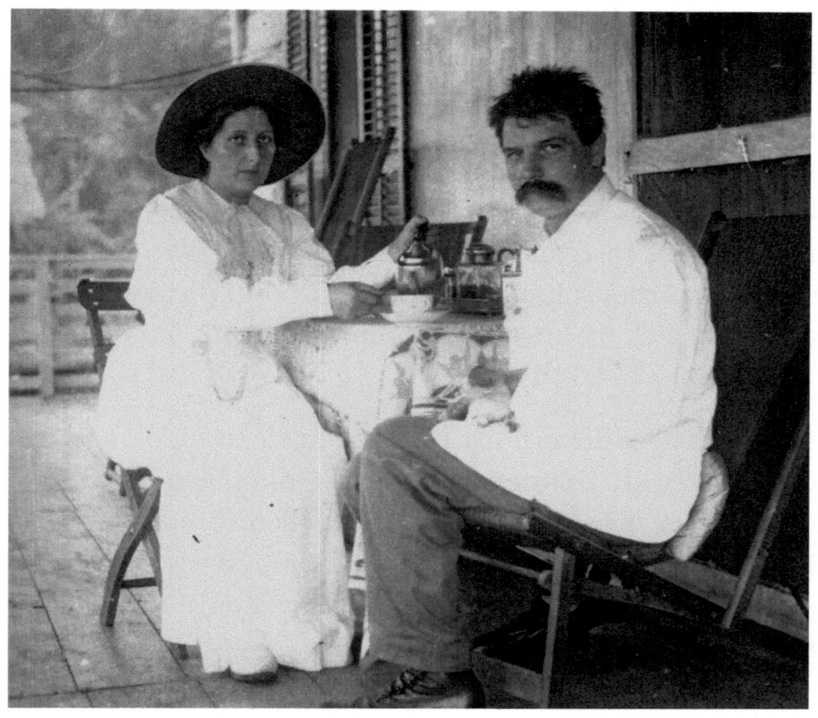

Helene und Albert Schweitzer vor ihrem Haus auf der Missionsstation in Andende 1914

Sterilisieren der Instrumente und das Waschen der Spitalwäsche. [44/91 ff.]

Das Wasser muss täglich aus der Mitte des Ogowe entnommen werden, weil es hier am saubersten ist. Dennoch ist das Wasser intensiv abzukochen, bevor es verwendet wird. [45/88]

Nach kurzer Zeit bringt Helene der zum Operationsraum umfunktionierte, primitive, fensterlose Hühnerstall etwas Entlastung.

Zwei bis drei Operationen vermögen Albert und Helene wöchentlich durchzuführen.

Im Hinblick auf die klimatischen Bedingungen berichtet Albert Schweitzer: »Meine Frau vermochte sonst die Vorbereitungen und das darauf folgende Reinigen und Aufräumen der Instrumente nicht zu bewältigen. Auch ich wäre der Arbeit nicht gewachsen. Und in diesem Lande darf man sich nicht soviel zumuten wie unter einer anderen Sonne.« [44/119]

Wesentliche Hilfe erfährt Helene durch Josef, den Albert Schweitzer als Dolmetscher und Gehilfen angestellt hat.

Josef war Koch in einer europäischen Familie, ist sehr intelligent, sein Denken und Handeln sind nicht vom Aberglauben geprägt. Er spricht Englisch, Französisch und mehrere Stammesdialekte.

Eine entscheidende Wende bringt für das Ehepaar Schweitzer die Fertigstellung der Medizinbaracke für die Operationen und der Krankenbaracke für Schwerstkranke.

Helenes Arbeit wird dadurch wesentlich erleichtert.

Neben ihrer Arbeit als Krankenschwester unterweist sie Josef in der chirurgischen Arbeit, in der Reinigung und Sterilisation der Instrumente sowie Reinigung und Pflege der Wäsche.

Sie achtet streng auf Pünktlichkeit und Ordnung, sonst tadelt sie Josef, und Tadel fürchtet er.

Gelegentlich fällt Helene die Leitung des Spitals zu, wenn ihr Mann zu Kranken benachbarter Missionsstationen gerufen wird oder er Baumaterial kaufen muss.

In dieser Zeit wird sie von zwei Heilgehilfen unterstützt. [45/13 ff.]

Wenn des Nachmittags keine Notfälle operiert werden müssen, ist Helene als Hausfrau tätig.

Dabei unterstützen sie drei einheimische Angestellte: Ein Koch, ein Boy und ein Wäscher.

Gearbeitet wird nur in Helenes Anwesenheit.

Nach afrikanischer Sitte erledigt jeder Gehilfe nur die Arbeit, für die er zuständig ist.

Alles, was nicht unter Verschluss ist, wird gedankenlos mitgenommen oder fortgeworfen. So wird Helene zum wandelnden Schlüsselbund.

Die Afrikaner empfinden das Verschließen nicht als Misstrauen, sondern als Teil der Ordnung.

Neben ihren anderen Arbeiten muss sie sich als Schädlingsbekämpferin betätigen.

Um die Vorräte an Mehl und Mais vor den gefräßigen Rüsselkäfern und Termiten zu schützen, bewahrt Helene die Lebensmittel in Dosen auf, die sie zulötet.

Sie hat ein bemerkenswertes handwerkliches Geschick und gute Ideen, auch gegen die des Nachts ausschwärmenden Wanderameisen.

Machen die Hühner durch ihr eigentümliches Glucksen auf die Feinde aufmerksam, weckt Helene durch dreimaliges Blasen in ein Horn die rüstigen Spitalhelfer, die dann rund um die Häuser beim Schein ihrer Laterne

Lysolwasser ausgießen und so die Wanderameisenkolonnen töten oder vertreiben.

Die nie endende Spitalarbeit im immer größer werdenden Urwaldhospital, das ungesunde Tropenklima und ihre Tropenanämie haben Helene so geschwächt, dass sie dringend Ruhe und Erholung benötigt, die sie an der Ogowemündung gemeinsam mit ihrem Mann findet. [44/117ff.]

Am 5. April 1914, nach Ausbruch des Ersten Weltkrieges, wird das Ehepaar Schweitzer wegen ihrer deutschen Staatsbürgerschaft von den französischen Machthabern interniert.

Die Eingeborenen fordern darauf erfolgreich ihre Freilassung.

Das Ehepaar Schweitzer darf deshalb die segensreiche Arbeit fortsetzen. Sie ahnen jedoch, dass Unbegreifliches und Grausames in dem kriegerischen Europa geschehen wird. [48/204]

Helene denkt: »Wenn unsere Liebe nur weit ausstrahlen könnte über die Welt.«

Albert grübelt: »Wenn ich nur eine Lösung fände, einen fruchtbaren Gedanken, aus dem wieder eine ethisch bindende Weltanschauung erwachsen könnte.« [48/210]

Neben den afrikanischen Patienten versorgt Helene nun auch noch die vom Kriegsausbruch überraschten Europäer.

Helenes Kochkunst hat in dieser schwierigen Zeit an Beliebtheit gewonnen.

Durch den Kriegsausbruch hat sich der geplante Aufenthalt in Lambarene um zweieinhalb Jahre verlängert.

Helenes angegriffener Gesundheitszustand ist inzwischen so besorgniserregend, dass sie erneut eine Erholungspause einlegen muss.

Im September 1917 erhält das Ehepaar Schweitzer, Helene hat gerade ihre Arbeit wieder aufgenommen, den Regierungsbefehl aus Paris, dass sie mit dem nächsten Schiff das Spital verlassen müssen, um als Gefangene nach Europa gebracht zu werden.

Das Ehepaar Schweitzer ergibt sich in sein Schicksal und nimmt schmerzlich Abschied von der gesamten Spitalgemeinde, den weinenden Afrikanern, den aufgebrachten Tieren, den von Helene gut bestellten Gemüsegarten, von dem Ort, in dem sie »Ehrfurcht vor dem Leben« gelebt haben [48/197].

Tochter Rhena sagt in einem Vortrag, den sie am 12. April 2003 in Günsbach gehalten hat:

»Für meine Mutter war es das Ende der schönsten Jahre ihres Lebens, in denen sie Mithelferin meines Vaters sein konnte.« [47/24]

Eine schwere Zeit beginnt nun für das Ehepaar Schweitzer. Fast ein Jahr müssen sie im Internierungslager von Garaison und St. Remy in Südfrankreich unter schlechten Bedingungen verbringen. In dieser Zeit verschlechtert sich Helenes Gesundheitszustand erneut.

Am 12. Juli 1918 wird das Ehepaar Schweitzer durch einen Internierungsaustausch über die Schweiz ins heimatliche Elsass entlassen.

Helene und ihr Mann werden von Helenes Eltern, Professor Bresslau und seiner Frau, in Konstanz abgeholt.

Helene darf mit ihren Eltern sofort nach Straßburg reisen. Ihr Mann muss in Konstanz zurückbleiben, um Formalitäten zu erledigen.

Nachdem die Spuren des Krieges gewichen sind, gibt es Freude im Hause Schweitzer.

Die 40-jährige Helene bringt am 14. Januar 1919, genau auf dem 44. Geburtstag ihres Mannes, trotz ihrer gesundheitlichen Probleme, Tochter Rhena zur Welt. Sie wird ihr einziges Kind bleiben.

Doch das Glück der jungen Familie wird von wirtschaftlichen Sorgen und Gesundheitsproblemen beider Eheleute überschattet.

Durch die Einladung des schwedischen Erzbischofs Söderblom an das Ehepaar Schweitzer, in Schweden Erholung zu finden, Vorträge zu halten und Orgelkonzerte zu geben, verbessert sich nicht nur ihre Gesundheit, sondern sie können auch ihre schlechte wirtschaftliche Lage sanieren. [48/247 ff.]

Das Angebot eines Lehrstuhls der Züricher Universität an Albert Schweitzer lehnt er in Übereinstimmung mit Helene ab.

Beide sind sich darin einig, dass er nach Lambarene zurückkehren muss.

Für die Entscheidung seiner Frau bedankt er sich mit folgenden Worten:

»Dass sie dieses Opfer brachte, unter diesen Umständen mit der Wiederaufnahme des Wirkens in Lambarene einverstanden zu sein, habe ich nie aufgehört, ihr zu danken.« [42/9]

In der Hoffnung, dass Helene in der gesunden Schwarzwaldluft Heilung für ihre Lungentuberkulose und ihre Herzschwäche findet, lässt Albert Schweitzer, für Frau und Kind, in Königsfeld ein Haus bauen.

1924 reist Albert Schweitzer erneut nach Afrika, um sein begonnenes Werk nach den Kriegswirren wieder aufzunehmen.

Helene erholt sich nur langsam von ihrer offenen Tuberkulose.

Als Albert Schweitzer 1928 während seines Europaaufenthaltes von der Stadt Frankfurt am Main den Goethepreis erhält, ist sie so weit genesen, dass sie ihren Mann begleiten kann.

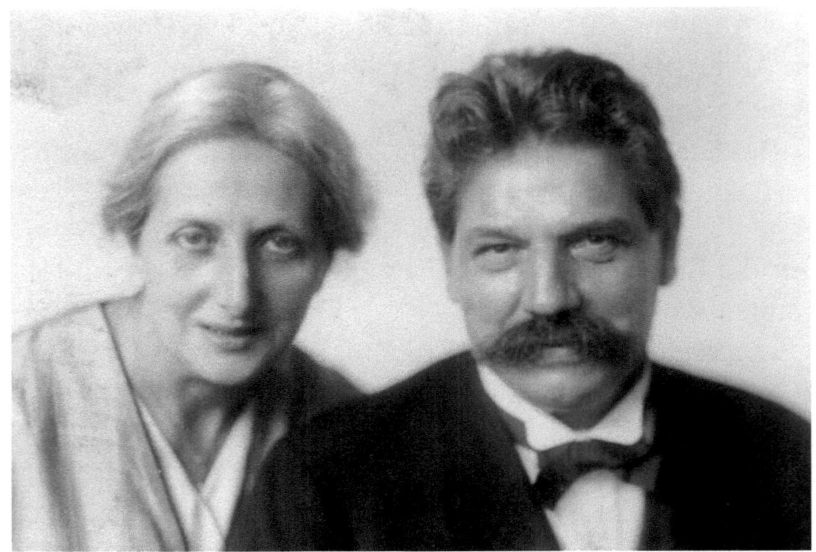

Helene und Albert Schweitzer um 1927

Vom Geld des Goethepreises baut Albert Schweitzer in seiner Heimat Günsbach ein Haus, wo Helene und Töchterchen Rhena ihr zweites Zuhause finden.

1929 fühlt sich Helene in der Lage, Albert Schweitzer bei seiner dritten Ausreise nach Lambarene zu begleiten, obwohl sich immer wieder Fieber einstellt. Sie freut sich so sehr auf das Wiedersehen in Lambarene.

Die kleine Tochter ist in der Herrnhuter Schule in guten Händen.

Helene wird herzlich im Spital empfangen.

Überwältigt ist sie während des ersten Spitalrundgangs von dem, was alles an praktischen Bauten geschaffen wurde und wie prächtig der Gemüsegarten sich entwickelt hat.

Voller Schaffensdrang beginnt sie mit der Pflegearbeit und mit der Einrichtung eines Heimes für Säuglinge und Waisenkinder.

Dankbar und glücklich feiert sie ihren 51. Geburtstag mit ihrem Mann an einer Bucht, die ihr zu Ehren Helenbucht genannt wird.

Leider muss Helene durch die immer wiederkehrenden tuberkulösen Fieberschübe ihren Aufenthalt vorzeitig beenden und kehrt 1930 nach Europa zurück.

Es ist schmerzlich für sie, dass sie wieder die Arbeit an der Seite ihres Mannes anderen überlassen muss.

Aber im Rahmen ihrer Möglichkeiten versucht sie, von Europa aus, das Werk ihres Mannes zu unterstützen, indem sie Vorträge hält. [46]

1937 und 1938 berichtet sie in Amerika über das Spitaldorf ihres Mannes.

Aus dem Kreis amerikanischer Freunde entsteht später die Albert Schweitzer-Fellowship. [49/38]

1941, als der Zweite Weltkrieg tobt, trifft Helene völlig unerwartet in Lambarene ein.

Auf gefährlichen, mühsamen Umwegen, unter Lebensgefahr und gegen den Rat ihrer Ärzte kämpft sich die tapfere 60-jährige Helene nach Lambarene durch.

Sie ist dankbar dafür, dass sie wieder in Lambarene ist und fünf Jahre an der Seite ihres Mannes alle anfallenden Arbeiten erledigen kann und die erschöpften Pflegerinnen auf Erholungsurlaub geschickt werden können.

Sie verträgt das Klima relativ gut und kehrt erst nach Kriegsende 1946 nach Europa zurück.

1949 begleitet Helene ihren Mann nach Aspen (USA), wo er einen Vortrag zur 200. Wiederkehr von Goethes Geburtstag hält.

Eine beachtliche Leistung für das betagte Ehepaar. [5]

Als das Festessen wegen der vielen Autogrammjäger kalt wird, schüttelt Helene den Kopf:

»Ich sollte ihn doch schon kennen und mich nicht mehr so aufregen. Es ist schrecklich, wie wenig er sich schont. Er kann schlecht Nein sagen.«

Schweitzers Antwort:

»Ich darf mich keinem Menschen, der glaubt, dass ich ihm helfen kann, und sei es durch ein Autogramm, versagen.« [48/337]

Die Verleihung des Friedensnobelpreises 1954 an den 79-jährigen Albert Schweitzer ist auch für die 75-jährige Helene eine Ehrung als Mitbegründerin des Urwaldspitals.

Trotz mangelnder Gesundheit hat sie nach besten Kräften in all den Jahren nach der ihr gegebenen Möglichkeit die Arbeit ihres Mannes unterstützt, klaglos ihre eigenen Wünsche zurückgestellt, größte persönliche Opfer gebracht, bescheiden und liebenswürdig sich in den Hintergrund gestellt.

Dafür wird sie mit einem Festessen geehrt, auf dem ihr das Lob zuteil wird: »Jetzt erst wissen wir, welche Kräfte von Ihnen in das Leben und Werk Albert Schweitzers eingegangen sind.«

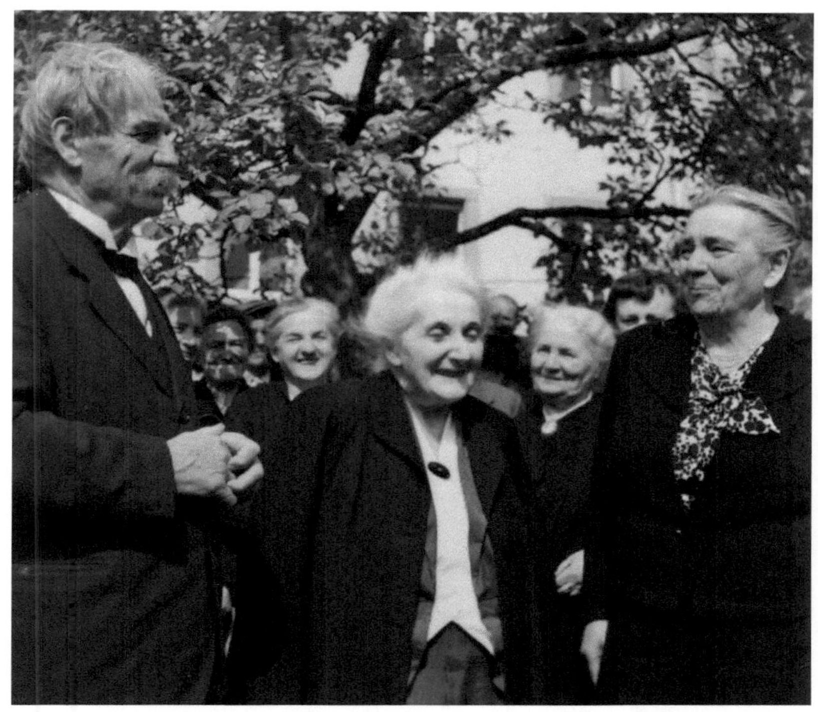

Im Garten von Günsbach: Das Ehepaar Schweitzer um 1954

In bescheidener Zurückhaltung nimmt sie an der Seite ihres berühmten Mannes die Huldigungen und Ehrungen der Osloer vom Balkon des Rathauses entgegen. [46]

Von Professor Mai, dem Gründer des Kinderspitals und enger Freund Albert Schweitzers, erfahre ich während einer Projektwoche 1995 in Minden, welch außergewöhnliche, beeindruckende Frau Helene Schweitzer war.

Das Ehepaar Mai war von Frau Schweitzer wegen ihrer tiefen Religiosität und warmherzigen Ausstrahlung, ihrer vornehmen Zurückhaltung, ihrer großen Klugheit und Opferbereitschaft tief beeindruckt.

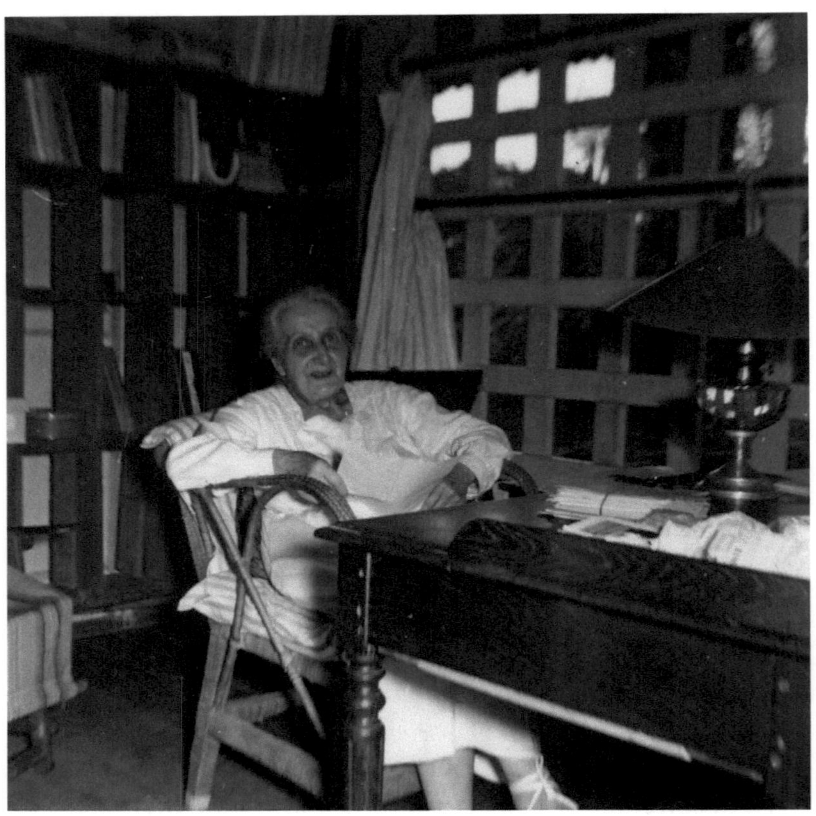

Helene Schweitzer in ihrem Zimmer in Lambarene 1955

1955, zum 80. Geburtstag ihres Mannes, fliegt Helene nach Lambarene.

Sie bringt ihm Tannenzweige aus Günsbach mit, weil sie weiß, wie sehr er seine alte Heimat immer noch liebt.

Da sie aus gesundheitlichen Gründen nicht mehr im Spital tätig sein kann, verbringt sie die Stunden gerne in der kühlen Ecke im Speisesaal.

Sie sagt: »Es ist der schönste Platz im ganzen Spital, den mein Mann geschaffen hat.« [42/12]

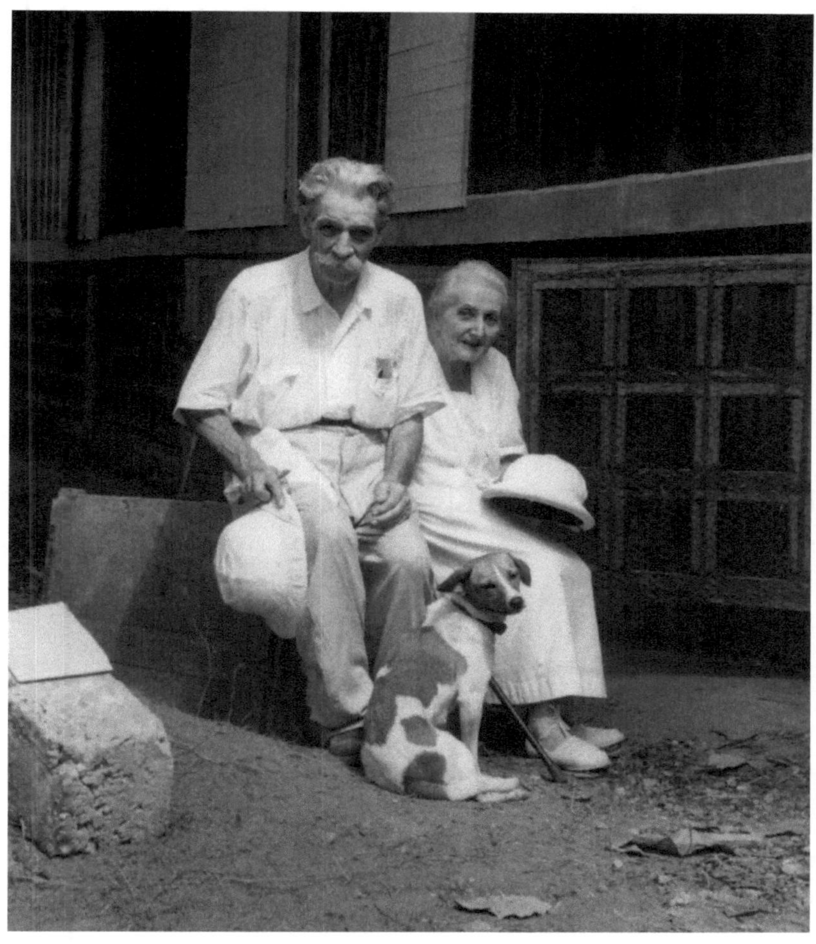

Helene und Albert Schweitzer mit ihrem Hund Tschütschü 1955

Wegen ihres schlechten Allgemeinzustandes, muss sie Ende des Jahres 1955 nach Europa zurückfliegen.

Zum 81. Geburtstag am 14. Januar 1956 reist Helene bereits wieder nach Lambarene und plant, mit ihrem

Mann gemeinsam im Laufe des Herbstes des kommenden Jahres heim zu fliegen.

Aber ihr Gesundheitszustand verschlechtert sich so dramatisch, dass sie nach eineinhalb Jahren, am 22. Mai 1957, von ihrem Mann und dem gesamten Spitaldorf Abschied nehmen muss.

Die Eheleute fühlen, dass es ein Abschied für immer ist.

Auf dem Flug nach Paris wird sie von einer Pflegerin liebevoll begleitet.

Ihre Tochter, die sie auf dem Flughafen empfängt, bringt die erschöpfte Mutter sofort in die Pflegerinnenschule nach Zürich.

Dort stirbt Helene – 78-jährig – friedlich im Beisein ihrer Tochter und ihrer geliebten vier Enkelkinder am 1. Juni 1957. [42]

44 Jahre hat Helene in bewundernswerte Weise Verantwortung für das Werk in Lambarene mit getragen. Sie ist immer den Idealen ihres Mannes treu geblieben, trotz aller Tragik und aller menschlichen Enttäuschungen, die sie in ihrem Leben überwinden musste.

Albert Schweitzer hat seiner Frau durch zwei Würdigungen ein bleibendes Denkmal gesetzt.

Sein Buch »Kultur und Ethik« widmet er seiner Frau mit den Worten:

»Meiner Frau, dem treuesten Kameraden« [9], und an anderer Stelle gesteht er:

»Ohne sie wäre niemals etwas aus meinen Plänen geworden.« [46]

Die Urnenbeisetzung findet in Lambarene unter Palmen statt, dort wo sie die glücklichsten Tage ihres Lebens verbracht hat und wo ihr Mann acht Jahre später für immer ruhen wird. [46]

Teil 3

Wohlverdiente Ehrung für Helenes Vater Prof. Dr. Harry Bresslau

Von Ursula Schoeler

Mein Vater, Dr. Paul Fischer, ehemaliger Orgelschüler von Albert Schweitzer in Straßburg zwischen 1910 und 1913, war der Vorsitzende des Deutschen Hilfsvereins für das Albert-Schweitzer-Spital in Lambarene von 1966 bis 1971. Er hat in Frankfurt am Main das Albert-Schweitzer-Archiv und die Gedenkstätte gegründet, die im Februar 1969 mit einem Festakt eröffnet wurde.

Ursula Schoeler geborene Fischer
Bielefeld, den 3. August 2016

Die folgenden Zeilen von Helenes Bruder, Prof. Dr. Ernst Bresslau, erhielt Dr. Paul Fischer, zur damaligen Zeit Jurastudent in der Funktion als Präsident des Studenten Gesangvereins Arion, auf die Ehrung hin, die seinem Vater, Prof. Dr. Harry Bresslau, zum Abschied aus dem Hochschuldienst zuteil wurde:

PROF. DR. ERNST BRESSLAU   STRASSBURG-RUPRECHTSAU
FIACRIUSGASSE 12   14. II. 13

Lieber Vb. Vb.!

Bis zum letzten Augenblick hatte ich gehofft, zu der morgigen Abendunterhaltung kommen zu können. Meine Englandreise, die ich in 12 Tagen antreten muß, nimmt jedoch mit ihren Vorbereitungen alle meinen Abende in Anspruch, und so muß ich mir denn das Vergnügen des Festkommers versagen. Aus demselben Grunde bitte ich auch um Entschuldigung, daß ich nicht zur Schlußkneipe komme.

Die Veranstaltung des Fackelzuges am Mittwoch hat meinem Vater eine große Freude bereitet, und ich möchte den lieben Vb. Vb. auch noch im Namen der Familie für diese ehrenvolle Kundgebung danken.

Mit vereinsbrüderlichem Gruß

Bresslau

Prof. Dr. Ernst Bresslau schrieb am 14. Februar 1913 an die Vereinsbrüder:

Liebe Vb!*

Bis zum letzte Augenblick hatte ich gehofft, zu der morgigen Abendveranstaltung kommen zu können. Meine Englandreise, die ich in 12 Tagen antreten musß, nimmt jedoch mit ihren Vorbereitungen alle meine Abende in Anspruch, und so muß ich mir denn das Vergnügen des Erscheinens versagen. Aus dem selben Grund bitte ich auch um Entschuldigung, dass ich nicht zur Schlußkneipe komme.

Die Veranstaltung des Fackelzugs am Mittwoch hat meinem Vater große Freude bereitet, und ich möchte den lieben Vb. Vb.* auch noch im Namen der Familie, für diese ehrenvolle Kundgebung danken.

Mit vereinsbrüderlichem Gruß

Bresslau

* Vb. steht für Vereinsbrüder

Der Bericht der Straßburger Zeitung »Neueste Nachrichten« vom 14. Februar 1913 beschreibt dieses bewegende Ereignis.

* **Studentischer Fackelzug.** Wieder einmal nach längerer Pause konnten wir gestern abend eine Kundgebung der Studentenschaft unserer hiesigen Universität erleben, die mächtig im vollsten Sinne des Wortes hinausleuchtet über die Grenzen der Universitätswelt: dem hiesigen Professor der Geschichte, Herrn Dr. Harry Breßlau, der zum 1. April aus dem Verbande der aktiven Hochschullehrer ausscheidet, ward die höchste Auszeichnung zuteil, welche die Studentenschaft erweisen kann, in der Gestalt eines Fackelzuges. Zahlreiche studentische Korporationen hatten sich zu diesem Zwecke vereinigt, an der Spitze der Studentengesangverein Arion, dem der Gefeierte als Ehrenmitglied angehörte. Der Arion hatte auch die Führung des stattlichen Zuges, der auf dem Bahnhofsplatze sich ordnete und dann in feierlicher Weise, langsamen Schrittes, durch die Küßstraße, über den Alten Weinmarkt und den Hohen Steg, durch die Gewerbslauben, die Krämergasse und den Münsterplatz, durch die Münstergasse hinüber nach dem Broglieplatz, durch die Hohenlohestraße und über den Universitätsplatz, endlich über den Sebastian Brantplatz in die Ruprechtsaueralle sich bewegte, wo der Gefeierte (Nr. 45) wohnt. Die Chargierten hoch zu Pferde voraus, der Vorstand im vornehmen vierspännigen Gefährt, die Fackelträger in langen Reihen, dazwischen einige militärische Musikkapellen, so zog der stolze Zug einher, um schließlich in großem Bogen um die Wohnung des gefeierten Lehrers Aufstellung zu nehmen. Die Chargierten, in vollem studentischen Wichs und den gezogenen Schläger in der Faust, traten dann in die Wohnung ein und nahmen um den verehrten Meister Aufstellung, den verschiedene Angehörige und Freunde umgaben. Der Erstchargierte des Studentengesangvereins Arion, Studiosus juris Fischer, trat heran, um in markiger Rede die Gefühle der Verehrung und des Dankes auszusprechen, von denen die Studentenschaft gegen den gefeierten Mann beseelt ist. Am Schlusse seiner trefflichen Ansprache gab er der draußen harrenden Studentenschar ein Zeichen, und ein mächtiges „Lebe hoch!" stieg zum Himmel, während die Fackeln gehoben oder auch lustig geschwungen wurden. Sichtlich tief ergriffen von der glänzenden Dankeshuldigung nahm Professor Breßlau hierauf das Wort, um seinem Danke für die stolze Huldigung auszusprechen. Hatte ihm die Studentenschaft durch den Mund des Sprechers die Versicherung gegeben, daß der Name des vortrefflichen Lehrers und Gelehrten niemals in den Herzen der akademischen Jugend vergessen sein würde, so sprach er seinerseits die Versicherung aus, daß er das treue Gedenken an diese schöne Feier unvergeßlich mit in seine Ruhezeit hinüber nehmen werde, immer und immer werde ihm der Gedanke daran eine erhebende Freude sein, und nie werde er vergessen, wie ihm das Beste in seinem Leben aus dem innigen Verkehr mit der akademischen Jugend erwachsen sei. Er gedachte der Universität, der er so lange Jahre hindurch angehört habe, und der er auch weiterhin treu angehören werde, wenn er auch räumlich entfernt von ihr leben und arbeiten werde im Dienste der Wissenschaft, der er seine Lebenskraft gewidmet habe. Ein Hoch auf die Universität und ihre Studentenschaft schloß die kurze, aber überaus stimmungsvolle akademische Feier. Im geordneten Zuge verließ darauf der Zug wieder die Stätte, um sich in der üblichen studentischen Weise aufzulösen. Die einzelnen Verbindungen zogen in ihre gewohnten Verbindungslokale, um hier in gehobener Stimmung mit lustiger Lieder Klang beim Kreisen des Bechers den schönen Abend fröhlich ausklingen zu lassen. Es war der größte Fackelzug, den wir hier in Straßburg seit langen Jahren zu sehen bekamen. N. N. 14.2.1913.

Studentischer Fackelzug zu Ehren von Prof. Dr. Harry Bresslau (Nach Unterlagen aus dem Privatarchiv Dr. Paul Fischer)

»Studentischer Fackelzug.

Wieder einmal nach längerer Pause konnten wir gestern Abend eine Kundgebung der Studentenschaft unserer hiesigen Universität erleben, die mächtig im vollsten Sinne des Wortes hinausleuchtet über die Grenzen der Universitätswelt:

Dem hiesigen Professor der Geschichte, Herrn Dr. Harry Bresslau, der zum 1. April aus dem Verbande der aktiven Hochschullehrer ausscheidet, ward die höchste Auszeichnung zuteil, welche die Studentenschaft erweisen kann, in der Gestalt eines Fackelzuges.

Zahlreiche studentische Korporationen hatten sich zu diesem Zwecke vereinigt, an der Spitze der Studentengesangsverein Arion, dem der Gefeierte als Ehrenmitglied angehörte.

Der Arion hatte auch die Führung des stattlichen Zuges, der auf dem Bahnhofsplatze sich ordnete und dann in feierlicher Weise, langsamen Schrittes, durch die Küssstrasse, über den Alten Weinmarkt und den Hohen Steg, durch die Gewerbslauben, die Krämergasse und den Münsterplatz, durch die Münstergasse, hinüber nach dem Broglieplatz, durch die Hohelohestraße und über den Universitätsplatz, endlich über den Sebastian Brantplatz in die Ruprechtsauerallee sich bewegte, wo der Gefeierte (Nr. 45) wohnt.

Die Chargierten hoch zu Pferde im voraus, der Vorstand im vornehmen vierspännigen Gefährt, die Fackelträger in langen Reihen, dazwischen einige militärische Musikkapellen, so zog der stolze Zug einher, um schließlich in großem Bogen vor dem Haus des gefeierten Lehrers Aufstellung zu nehmen.

Die Chargierten, in vollem studentischen Wichs und den gezogenen Schläger in der Faust, traten dann in die Wohnung ein und nahmen um den verehrten Meister Aufstellung, den verschiedene Angehörige und Freunde umgaben. Der Erstchargierte des Studentengesangsvereins Arion, Studiosis juris Fischer, trat heran, um in markiger Rede, die Gefühle der Verehrung und des Dankes auszusprechen, von denen die Studentenschaft gegen den gefeierten Mann beseelt ist.

Am Schlusse seiner trefflichen Ansprache gab er der draußen harrenden Studentenschar ein Zeichen, und ein mächtiges »Lebe hoch!« stieg zum Himmel, während die Fackeln gehoben oder auch lustig geschwungen wurden.

Sichtlich tief ergriffen von der glänzenden Dankeshuldigung nahm Professor Bresslau hierauf das Wort, um seinem Danke für die stolze Huldigung auszusprechen.

Hatte ihm die Studentenschaft durch den Mund des Sprechers die Versicherung gegeben, dass der Name des vortrefflichen Lehrers und Gelehrten niemals in den Herzen der akademischen Jugend vergessen sein würde, so sprach er seinerseits die Versicherung aus, dass er das treue Gedenken an diese schöne Feier unvergesslich mit in seine Ruhezeit hinüber nehmen werde, immer und immer werde ihm der Gedanke daran eine erhebende Freude sein, und nie werde er vergessen, wie ihm das Beste in seinem Leben aus dem innigen Verkehr mit der akademischen Jugend erwachsen sei.

Er gedachte der Universität, der er so lange Jahre hindurch angehört habe, und der er auch weiterhin treu angehören werde, wenn er auch räumlich entfernt von ihr leben und arbeiten werde im Dienste der Wissenschaft, der er seine Lebenskraft gewidmet habe.

Ein Hoch auf die Universität und ihre Studentenschaft schloss die kurze, aber überaus stimmungsvolle akademische Feier.

Im geordneten Zuge verließ darauf der Zug wieder die Stätte, um sich in der üblichen studentischen Weise aufzulösen.

Die einzelnen Verbindungen zogen in ihre gewohnten Verbindungslokale, um hier in gehobener Stimmung mit lustiger Lieder Klang beim Kreisen des Bechers den schönen Abend fröhlich ausklingen zu lassen.

Es war der größte Fackelzug, den wir in Straßburg seit langen Jahren zu sehen bekamen.«

Teil 4
Posthume Ehrung für Prof. Dr. Harry Bresslau

Von Isolde Sallatsch

Eine posthume Ehrung für Prof. Dr. Harry Bresslau – per Beschluss der Bezirksverordnetenversammlung Steglitz-Zehlendorf:

Am 21. November 2008 wurde eine Parkanlage in Berlin auf Namen und zu Ehren Harry Bresslau als »Harry-Bresslau-Park« neu benannt.

Ebenfalls wurde eine Informationsstafel mit der Überschrift »Harry-Bresslau-Park« enthüllt.

Dort ist u. a. zu lesen:

»Bresslau war nicht bereit, um seiner Karriere willen zum Christentum überzutreten.« [40]

Literatur

1. »Große Frauen der Weltgeschichte«, Verlag Sebastian Lux, München 1963, S. 5, 225, 369
2. Chevallier, Sonja: »Fräulein Professor-Lebensspuren der Ärztin Rahel Hirsch«, Droste Verlag Düsseldorf, 1998, S. 13
3. Heymann, Moser, Sandner: »Bedeutende Naturwissenschaftlerinnen«, Bundesministerium für Bildung, Wissenschaft, Forschung, Technik, S. 55, 56
4. Stiefel, Elisabeth: »Kleine Chronik großer Frauen«, Frankchen Buchhandlung Marburg/Lahn 2005,S. 91 ff.
5. Lapide, Pinchas: »Ist die Bibel richtig übersetzt?«, Gütersloher Verlag 2012, S. 58, 59
6. Schweitzer, Helene Vortrag: »Land und Leute am Ogowe, das Gebiet des Urwaldspitals, Königsfeld 1951. (Den Vortrag erhielt die Verfasserin persönlich von Frau Ali Silver, Günsbach)
7. Mühlstein, Verena: »Helene Schweitzer Bresslau – ein Leben für Lambarene, Verlag C.H. Beck, München 2010, S. 13
8. Egli, Monique (Enkelin von Helene und Albert Schweitzer): »Helene Schweitzer-Bresslau. Ein Leben mit Albert Schweitzer und Lambarene«, S. 2-8, 13,14,15
9. Jacobs, Jacques: »Existenz und Untergang der alten Judengemeinde der Stadt Trier«, Spee-Verlag Trier 1984, S. 19
10. Boehlich, Walter: »Der Berliner Antisemitismusstreit«, Insel-Taschenbuch 1098, Insel Verlag Frankfurt/Main, S. 54, 93

11. Weber, Annette (Hg): »Außerdem waren sie ja auch Menschen«. Goethes Begegnung mit Juden und Judentum, Philo Verlagsgesellschaft mbH, Berlin und Wien 2000, S. 144
12. Engelmann, Bernt; »Deutschland ohne Juden – eine Bilanz«. Goldmann Verlag München 1979, S. 51
13. de la Roi-Frey, Karin: »... eine Freundschaft, die mir eine neue Welt öffnete ...«. Aus dem Schwäbischen Heimatkalender 2008, Württembergische Landesbibliothek, S. 95-97
14. Fleischhack, Marianne: »Helene Schweitzer«, Evangelische Verlagsanstalt GmbH Berlin 1966, S. 12 ff.
15. Rhena Schweitzer-Miller und Gustav Woytt: »Albert Schweitzer – Helene Bresslau. Jahre vor Lambarene, Briefe 1902–1912«, Verlag C.H. Beck, München 1992
16. Schweitzer, Albert: »Die psychiatrische Beurteilung Jesu«. Olms Verlag, Nachdruck 2005
17. Backhaus, Fritz; Gross Raphael; Weissberg, Liliane – im Auftrag des Jüdischen Museums Frankfurt/Main: »Juden. Geld. Eine Vorstellung«, Campus Verlag Frankfurt/Main 2013, S. 235 f.
18. Bauer, Thomas: »Mit offenen Armen – Die Geschichte des Frankfurter Bürgerhospitals«. Bürgerhospital Frankfurt am Main e.V., Die Senckenbergische Stiftung Frankfurt am Main 2004, S. 72, 79
19. Munz, Jo und Walter: »Albert Schweitzers Lambarene«, Elfundzehn Verlag 2013, S. 121, 122
20. Pierhal, Jean: »Albert Schweitzer«, Kindler Verlag München 1955, S. 253
21. Hagedorn, Hermann: »Menschenfreund im Urwald – Das Leben Albert Schweitzers«, Verlag Richard Meiner Hamburg 1954, S. 130

22. Berner Universitätsschrift, Berlis, Steinke, von Gunten, Wagner: »Albert Schweitzer – Facetten einer Jahrhundertgestalt«, Haupt Verlag Bern 2013, S. 144, 145

23. Gesellschaft für christlich-jüdische Zusammenarbeit Dresden: »Juden in Sachsen«, Evangelische Verlagsanstalt Leipzig 1994, S. 62

24. Göhres, Linck, Liß-Walther: »Als Jesus »arisch« wurde«, Edition Temmen Bremen 2003, S. 38

25. Seaver, George: »Albert Schweitzer als Mensch und als Denker«, Deuerlichsche Verlagsbuchhandlung Göttingen 1955, S, 184, 185

26. Richard Kik: »Albert Schweitzer«. Lambarene Freundeskreis 1930/1957, Heidenheim 1965, S. 25

27. Lapide, Ruth; Röhl, Henning: »Was glaubte Jesus?«, Kreuz Verlag Stuttgart 2006, S. 106/107

28. Fachagentur Nachwachsende Rohstoffe e.V., Gülzow 1997, S. 9,10 »Nachwachsende Rohstoffe – Die Natur als chemische Fabrik«

29. Zeitschrift Lebens.mittel.punkt, 1/2011, S. 11–16

30. Industrieverband Agrar im Fonds der Chemischen Industrie Frankfurt 2013, S. 13, 14

31. Singer, Peter: Dokumentation einer literarischen Matinee zum Holocaust Gedenktag, herausgegeben von Bouviert, Beatrix, Studienzentrum Karl-Marx-Haus der Friedrich-Ebert-Stiftung Trier 2008

32. Hamm-Brücher, Hildegard: »Freiheit ist mehr als ein Wort«, Kiepenhauser & Witsch Köln 1996, S. 416

33. Kuschel, Karl-Josef: »Theodor Heuss, die Schoah, das Judentum, Israel«, Klöpfer und Meyer Tübingen 2013, S. 134

34. Lapide, Ruth; Flemmer, Walter: »Liebe, Lust und Leidenschaft«, Kreuz Verlag Stuttgart, 2011, S. 7

35. Möllering, Klaus (Hg): Lapide, Ruth in »Eigentlich ein Liebesbrief ...«, Evangelische Verlagsanstalt Leipzig 2002, S. 237, 238

36. Tworuschka, Monika und Udo: »Religionen der Welt«, Lexikon, Bertelsmann Verlag Gütersloh 1992, S. 11

37. Flyer des Israelischen Informationsbüros, Jerusalem 1988

38. Jüdisches Gemeindeblatt vom 22. Mai, 1948, 3. Jahrgang, Nr. 4, S. 5

39. Herzl, Theodor: »Der Judenstaat«, Manesse Verlag Zürich 1988, S. 14

40. Schreiben mit 2 Anlagen des Bezirksamtes Steglitz-Zehlendorf von Berlin vom 3.8.2016

41. Newsletter der Botschaft des Staates Israel vom 15.9.2016

42. 11. Rundbrief für den Freundeskreis von Albert Schweitzer, herausgegeben Richard Kik, Heidenheim, 1.8.1957, S. 7, 9, 12, 15,16

43. Rhena Schweitzer und Gustav Woytt: »Albert Schweitzer – Helene Bresslau. Die Jahre vor Lambarene 1902–1912«, C.H. Beck München 1992, Brief vom 22.5.1905

44 Albert Schweitzer: »Selbstzeugnisse«, Verlag C.H. Beck München 1959, S. 91, 92, 98 ff., 117,119

45. Woytt, Marie: »Albert Schweitzer baut Lambarene«, Die Blauen Bücher, Karl Robert Langewiesche Verlag Königstein (Taunus) 1957, S. 13, 14

46. Bomze-Bamberger, Elfriede: »Helene Schweitzer –sein treuester Kamerad«, Kapitel Madame Docteuer, Deutscher Hilfsverein für das Albert-Schweitzer-Spital Lambarene, Frankfurt, Kunz Verlag Kelkheim 1984

47. Schweitzer-Miller, Rhena: »Das Albert-Schweitzer-Spital 1913–1917, Berichte aus Lambarene Nr. 96, 2003, S. 24

48. Pierhal, Jean: »Albert Schweitzer – Das Leben eines guten Menschen«, Kindler Verlag, München 1955, S. 197, 204, 210, 247 ff., 337

49. 43. Rundbrief für den Freundeskreis von Albert Schweitzer und dem Deutschen Hilfsverein e.V., Frankfurt 1977, S. 38

50. Albert Schweitzer: »Meiner Frau dem treuesten Kameraden«, Widmung in Kultur und Ethik, C.H. Beck Verlag München 1960 (Nachdruck der Sonderausgabe 1981)

Ebenfalls bei TRIGA – Der Verlag erschienen

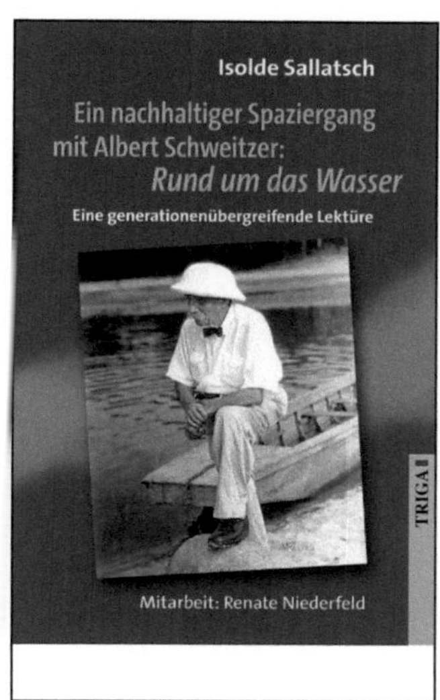

Isolde Sallatsch

Ein nachhaltiger Spaziergang mit Albert Schweitzer: Rund um das Wasser

Eine generationenübergreifende Lektüre
Mitarbeit: Renate Niederfeld

Eine Hommage an Friedensnobelpreisträger Albert Schweitzer und sein unermüdliches Streben nach Menschlichkeit. Seine Botschaft, Liebe und Friedfertigkeit in allen Lebensbereichen zu praktizieren, ruft auch zum nachhaltigen Umgang mit der Ressource Trinkwasser auf. Zugang zu sauberem Trinkwasser sollte als globales Menschenrecht verwirklicht werden.

11,50 Euro. 84 Seiten. Pb. ISBN 978-3-89774-825-5